CW00503536

La Dieta Cetogénica Completa: Su guía completa para vivir el estilo de vida cetogénico

La manera simple y fácil de comenzar la dieta cetogénica

Consuela Vidales

¿Qué es la dieta cetogénica? *5*
    Más:Dietas bajas en carbohidratos 6
    ¿Cómo saber que está en cetosis? 8
    ¿Cuántas cetonas deben estar presentes en la sangre? 8
¿Cómo funciona la dieta cetogénica? *11*
    Para más información:Ejemplo de dieta cetogénica para la definición muscular en el culturismo 14
    Más:Ejemplo de dieta cetogénica 15
    Más:Ejemplo de dieta cetogénica 15
    Más: Ejemplo de la dieta cetogénica de Mayo 15
Acarbosa *21*
Dieta cetogénica: ¿merece la pena? *24*
    Dieta cetogénica: ¿merece la pena? 25
    Prólogo 28
Dieta cetogénica *30*
    Prólogo 30
    La dieta cetogénica se basa esencialmente en 3 conceptos: 31
    Perplejidades sobre la dieta cetogénica 33
    Prólogo 37
    Causas 45
    flujo menstrual. 47
    Prevención 49
    Las tres fases de la dieta ceto 52
    Las ventajas de la dieta cetogénica 54
QUÉ ES UN EJEMPLO DE DIETA CETOGÉNICA Y CUÁNDO SEGUIRLA *57*
    QUÉ ES Y CÓMO SE ESTRUCTURA UN EJEMPLO DE DIETA CETOGÉNICA 57
    ¿CÓMO SE PIERDE PESO CON LA DIETA CETOGÉNICA? 57
    EJEMPLO DE DIETA CETOGÉNICA: ALIMENTOS Y ESQUEMA A SEGUIR 58
    ¿CUÁL ES EL PAPEL DE LA HIDRATACIÓN? 59
    ¿A QUIÉN SE RECOMIENDA UNA DIETA CETOGÉNICA? 60
Desayuno Cetogénico *62*
    Cómo preparar un desayuno cetogénico 62
    Elija su fuente de proteínas para el desayuno cetogénico 63
    Opta por una verdura baja en carbohidratos 63
    Incluir una fuente de grasas saludables 64
    Encuentre una versión cetogénica de sus alimentos para el desayuno 64
Gachas de coco y bayas *66*
    Ingredientes: 66
    Valores nutricionales por ración 66
    Preparación 66
Tortitas de fresa Keto *67*
    Ingredientes 67
    Valores nutricionales por ración 67
    Preparación 67
Huevos revueltos con verduras *68*
Tortilla de champiñones y queso *69*
    Ingredientes por ración 69

Valores nutricionales por ración 69
Preparación 69

Tortitas de queso crema 70
Ingredientes por ración 70
Valores nutricionales por ración 70
Preparación 70

Plan de 7 días 72
Ingredientes que necesitarás 72
Mantequilla 72
Harina de almendra y coco 72
Leche de almendras...72
Avocado 73
Aceite de oliva 73
Tagli Di Carne Grassi 73
Huevos y productos lácteos 73
Frutos secos y semillas 74
Todo de coco...74
Verduras bajas en carbohidratos 74
Edulcorantes no nutritivos 74
Condimentos y especias bajos en carbohidratos 75

LUNES 76
Desayuno: Tortitas de calabaza con avellanas 76
Almuerzo: pasteles de salmon 76
Cena: Pollo asado Keto 76

MARTES 77
Desayuno: Frittata Di Cheto 77
Almuerzo: Batido proteínico de chocolate con muchas bayas............77
Cena: Ternera picante al curry Keto 77

MIÉRCOLES 79
Desayuno: Tarros de desayuno de frambuesa Keto 79
Almuerzo: Ensalada de Falafel Keto...79
Cena: Hachís de carne en conserva y coliflor 79

JUEVES 81
Desayuno: Keto Bagel..81
Almuerzo: Rollos Italianos Keto 81
Cena: Salteado de ternera y broccoli 81

VIERNES 82
Desayuno: Mini tortillas al horno con champiñones............................82
Almuerzo: Batido de aguacate con lima 82
Cena: Plato de carne asada y queso 82

SÁBADO 83
Desayuno: Ensalada de atún con aguacate 83
Almuerzo: Envoltorios de lechuga con carne tailandesa 83
Cena: Ramen de carne picante 83

DOMINGO 85
Desayuno: Sándwiches de desayuno Galletas 85
Almuerzo: Ensalada verde de pavo..85
Cena: sopa de cebolla francesa..86

¿Qué es la dieta cetogénica?

La dieta cetogénica es una estrategia nutricional basada en la reducción de los hidratos de carbono de la dieta, que "obliga" al organismo a producir de forma autónoma la glucosa necesaria para la supervivencia y a aumentar el consumo energético de las grasas contenidas en el tejido adiposo.

Dieta cetogénica significa "dieta que produce cuerpos cetónicos" (un residuo metabólico de la producción de energía).

Producidos regularmente en cantidades mínimas y eliminados fácilmente con la orina y la ventilación pulmonar, en la dieta cetogénica los cuerpos cetónicos alcanzan un nivel superior al normal. El indeseable exceso de cuerpos cetónicos, responsable de la tendencia a bajar el pH de la sangre, se llama cetosis.

La actividad motora también afecta, positiva o negativamente (según el caso), al estado de cetoacidosis.

La presencia de cuerpos cetónicos en la sangre tiene diversos efectos en el organismo; algunos se consideran útiles en el proceso de adelgazamiento, otros son de tipo "colateral".

No hay un solo tipo de dieta cetogénica y las dietas cetogénicas son todos los estilos de alimentación que aportan menos calorías, carbohidratos y a veces proteínas de las necesarias; las dietas bajas en carbohidratos y potencialmente cetogénicas son ciertamente bajas en carbohidratos y potencialmente cetogénicas, por ejemplo, la dieta Atkins y la LCHF (baja en carbohidratos y alta en grasas).

Algunos tipos de dieta cetogénica se utilizan en el ámbito clínico (por ejemplo, contra la epilepsia que no responde a los fármacos, la obesidad severa asociada a determinadas patologías metabólicas, etc.), pero se trata de sistemas que se utilizan principalmente en el ámbito del fitness y la cultura estética.

Más:Dietas bajas en carbohidratos

Características de la dieta cetogénica
La dieta cetogénica (en inglés ketogenic diet o keto diet) es un esquema nutricional:
Bajo en calorías (dieta hipocalórica)
bajo porcentaje y contenido absoluto de carbohidratos (dieta baja en carbohidratos)
Alto contenido porcentual de proteínas, aunque la cantidad absoluta (en gramos) suele ser mediana - recuerde que los aminoácidos neoglucogénicos pueden ser utilizados por el hígado para producir glucosa
Alto porcentaje de lípidos.
Protocolo
¿Qué comer en la dieta cetogénica?
El aspecto más importante para lograr un estado de cetosis es comer alimentos que no contengan carbohidratos, limitar los que contienen pocos y evitar los alimentos ricos en ellos.
Los alimentos recomendados son:
Carne, productos de la pesca y huevos - Grupo de alimentos básicos I

Queso - Grupo de alimentos básicos II
Grasas y aceites para condimentar - Grupo de alimentos fundamentales V

Verduras - grupos alimenticios fundamentales VI y VII.

Los alimentos que no se recomiendan son:

Cereales, patatas y sus derivados - grupo de alimentos básicos III

Legumbres - grupo de alimentos fundamentales IV

Frutas - grupos alimentarios fundamentales VI y VII

Bebidas dulces, caramelos diversos, cerveza, etc.

En general, se recomienda mantener una ingesta de hidratos de carbono inferior o igual a 50 g/día, idealmente organizados en 3 raciones de 20 g cada una.
Una pauta bastante estricta para una dieta cetogénica adecuada es un desglose energético de:
10% de carbohidratos
15-25% de proteínas (sin olvidar que las proteínas, que también contienen aminoácidos glucógenos, participan en el mantenimiento de los niveles de glucosa en sangre)
70% o más de grasas.

Para identificar un posible estado de cetosis, se pueden realizar análisis de orina (con tiras de orina especiales), de sangre (medidores de cetonas en sangre) o de aliento (analizador de cetonas en el aliento). Sin embargo,

también puede confiar en ciertos síntomas "reveladores" que no requieren ninguna prueba:

Boca seca y sensación de sed

Aumento de la diuresis (debido a la filtración de acetoacetato)

Aliento acetónico o sudor (debido a la presencia de acetona) que se escapa a través de nuestro aliento

Reducción del apetito

Lassitude.

No existe una distinción real entre cetosis y no cetosis. El nivel de estos compuestos está influenciado por la dieta y el estilo de vida. Sin embargo, se puede decir que existe un rango óptimo para el buen funcionamiento de la dieta cetogénica:

Por debajo de 0,5 mmol de cetonas por litro de sangre no se considera cetosis.

Entre 0,5-1,5 mmol/l se habla de cetosis ligera.

Con 1,5-3 mmol/l la cetosis se define como óptima.

Los valores superiores a 3 mmol/l no sólo son ineficaces, sino que perjudican el estado de salud (especialmente en el caso de la diabetes mellitus de tipo 1).

Los valores superiores a 8-10 mmol/l son difíciles de alcanzar con la dieta. A veces se obtienen en enfermedades o mediante una actividad física inadecuada; se correlacionan con síntomas incluso muy graves.

¿Cómo funciona la dieta cetogénica?

El mecanismo de funcionamiento de la dieta cetogénica se basa en la reducción de las calorías y de los hidratos de carbono de la dieta que, en combinación con el nivel adecuado de proteínas y un alto porcentaje de grasas, debería mejorar la lipólisis y la oxidación celular de los lípidos, por lo tanto el consumo total de grasas, optimizando la pérdida de peso. La producción de cuerpos cetónicos, que debe ser absolutamente controlada, tiene la función de moderar el estímulo del apetito - debido a su efecto anoréxico.

Metabolismo cetogénico

Notas sobre la producción de energía

La producción de energía celular se produce a través de la metabolización de ciertos sustratos, principalmente la glucosa y los ácidos grasos. En su mayoría, este proceso comienza en el citoplasma (glucólisis anaeróbica - sin oxígeno) y termina en la mitocondria (ciclo de Krebs - con oxígeno - y recarga de ATP). Nota: las células musculares también son capaces de oxidar buenas cantidades de aminoácidos ramificados. Sin embargo, hay que destacar dos aspectos fundamentales:

Algunos tejidos, como el sistema nervioso, funcionan "casi" exclusivamente con glucosa.

La correcta utilización celular de los ácidos grasos depende de la presencia de glucosa que, si falta, es producida por el hígado a través de la neoglucogénesis (a partir de sustratos como los aminoácidos glucógenos y el glicerol).

Nota: por sí sola, la neoglucogénesis no es capaz de satisfacer definitivamente, a largo plazo, las demandas metabólicas de todo el organismo.

Por ello, los hidratos de carbono, aunque no puedan definirse como "esenciales", deben considerarse nutrientes indispensables y se recomienda una ingesta mínima de 180 g/día (la cantidad mínima para garantizar el pleno funcionamiento del sistema nervioso central).

Cuerpos cetónicos residuales

Expliquemos ahora cómo se produce la liberación de cuerpos cetónicos.

Durante la producción de energía, los ácidos grasos se reducen primero a CoA (coenzima A) e inmediatamente después entran en el ciclo de Krebs. Aquí se unen al oxaloacetato para su posterior oxidación, terminando con la liberación de dióxido de carbono y agua. Cuando la producción de acetil CoA a través de la lipólisis supera la capacidad de absorción del oxaloacetato, se forman los llamados cuerpos cetónicos.

Nota: cada cuerpo cetónico está formado por dos moléculas de acetil CoA.

Tipos de cuerpos cetónicos

Los cuerpos cetónicos son de tres tipos:

Acetona

Acetoacetato

3-hidroxibutirato.

Eliminación de cuerpos cetónicos

Los cuerpos cetónicos pueden seguir siendo oxidados, sobre todo por las células musculares, por el corazón y en menor medida por el cerebro (que los utiliza principalmente en caso de deficiencia de glucosa), o eliminados con la orina y la ventilación pulmonar. No hace falta decir que el aumento de los cuerpos cetónicos en la sangre también aumenta la carga de trabajo de los riñones.

Si la producción de cuerpos cetónicos supera la capacidad del organismo para eliminarlos, se acumulan en el torrente sanguíneo, dando lugar a lo que se conoce como cetosis.

Cetosis, cetoacidosis y acidosis metabólica

También llamada cetoacidosis, esta condición baja el pH de la sangre definiendo el cuadro típico de la acidosis metabólica (típica de los diabéticos no tratados). En casos extremos, la acidosis puede llevar al coma e incluso a la muerte.

Actividad motora y cetoacidosis

El papel de la actividad motora en la cetoacidosis es, en cierto modo, contradictorio. Partiendo de la base de que el recurso a la dieta cetogénica es, en cualquier caso, un forzamiento metabólico -que a la larga puede acarrear consecuencias desagradables, incluso en un organismo joven y bien entrenado-, es correcto precisarlo:

Por un lado, el ejercicio intenso aumenta las demandas energéticas de glucosa al promover la producción y acumulación de cuerpos cetónicos.

Por otro lado, el ejercicio moderado aumenta la oxidación de los propios cuerpos cetónicos, contrarrestando su acumulación y los efectos negativos que pueden ejercer en el organismo.

Neoglucogénesis

Ya hemos dicho que el organismo necesita glucosa de todos modos y que, si no la toma con la dieta, debe producirla por neoglucogénesis. Esencial para el correcto funcionamiento del tejido nervioso en particular, la glucosa también es necesaria para completar la oxidación de los lípidos.

La gluconeogénesis es un proceso que conduce a la formación de glucosa a partir del esqueleto carbonado de ciertos aminoácidos (llamados glucógenos, o que dan lugar al oxaloacetato); en menor medida, también a partir del glicerol y del ácido láctico. Este proceso asegura un suministro constante de energía incluso en condiciones de deficiencia de glucosa, pero obliga al hígado y a los riñones a trabajar más para eliminar el nitrógeno.

Utiliza

Aplicación de la dieta cetogénica

Esta estrategia dietética se utiliza principalmente en tres contextos (muy diferentes entre sí):

Pérdida de peso (mejor si está bajo control médico)

Tratamiento dietético de determinadas patologías metabólicas como la hiperglucemia crónica, la hipertrigliceridemia (sólo bajo control médico), la hipertensión arterial y el síndrome metabólico (nunca en presencia de patologías o padecimientos hepáticos y/o renales)

Reducción de los síntomas asociados a la epilepsia infantil (sólo cuando el sujeto no responde al tratamiento farmacológico y sólo bajo supervisión médica).

Ejemplo de menú diario
Ejemplo de menú diario de la dieta cetogénica
Algunos ejemplos de menú diario de la dieta cetogénica se recogen en el artículo: "Ejemplo de dieta cetogénica".

Más:Ejemplo de dieta cetogénica

Esquema del menú semanal
Plan de menú semanal de la dieta cetogénica
Para más información sobre el plan de menú semanal de la dieta cetogénica, lea el artículo dedicado: "Ejemplo de la dieta cetogénica".

Más:Ejemplo de dieta cetogénica

Resultados en 21 días
Resultados en 21 días de dieta cetogénica
Como hemos dicho, hay diferentes tipos de dieta cetogénica y no todas ofrecen los mismos resultados.

Más: Ejemplo de la dieta cetogénica de Mayo

Esto se debe a que, independientemente de la actitud personal, la dieta cetogénica es un sistema que requiere un control y una supervisión bastante cuidadosos. Además, no puede (o más bien, no debe) continuar durante mucho tiempo. Por lo general, se toleran bien unas 3 semanas o 21 días.

Para ello, se elaboró y publicó un libro titulado "21-Day Ketogenic Diet Weight Loss Challenge: Recipes and Workouts for a Slimmer, Healthier You". El texto contiene un centenar de recetas y toda la gestión de la dieta para el periodo dedicado, así como varios protocolos de entrenamiento para facilitar la pérdida de peso manteniendo la mayor masa muscular posible.

Es inútil detenerse en la evaluación de este método; como se anticipó, la dieta cetogénica es un sistema bastante delicado que no debe subestimarse. Por lo tanto, es imposible estandarizar este método para toda la población. Dejar la gestión completa de la dieta cetogénica en manos de los consumidores es un error, porque es fácil de engañar. Esto no significa que no funcione, sino que no es una solución adecuada.

Beneficios

Beneficios de la dieta cetogénica

La dieta cetogénica puede tener ventajas:

Facilita la pérdida de peso a través de:

Reducción de las calorías totales

Mantener una glicemia e insulinemia constantes

Aumento del consumo de grasas con fines energéticos

Aumento del gasto calórico global debido al incremento de la acción dinámica específica y del "trabajo metabólico".

Tiene un efecto anoréxico

Puede ser útil para contrarrestar los síntomas de la epilepsia que no responde a la medicación, especialmente en los niños.

Desventajas

Desventajas de la dieta cetogénica

La dieta cetogénica también puede presentar varias desventajas, la mayoría de las cuales dependen de los niveles de cuerpos cetónicos presentes en la sangre:

Aumento de la filtración renal y la diuresis (excreción de cuerpos cetónicos y desechos nitrogenados)

Tendencia a la deshidratación

Aumento de la carga de trabajo de los riñones

Posible efecto tóxico de los cuerpos cetónicos en los riñones

Posible hipoglucemia

Posible hipotensión

La ceto-influenza o "keto-flu" en inglés; es un síndrome relacionado con la mala adaptación del cuerpo después de 2-3 días de comenzar la dieta cetogénica. Incluye:

Dolores de cabeza

Fatiga

Mareos

Ligeras náuseas

Irritabilidad.

En los sujetos más sensibles, mayor posibilidad de desmayo (debido a los dos anteriores)

Aumento de la tendencia a:

Calambres musculares

Estreñimiento

Sensación de palpitaciones del corazón

Aumento de la carga de trabajo del hígado, debido al aumento de la neoglucogénesis, los procesos de transaminación y desaminación.

En presencia de una actividad motora intensa y/o prolongada, el catabolismo muscular

Es desequilibrado y tiende a limitar la ingesta de algunos nutrientes, incluso de los más importantes

Puede ser especialmente perjudicial para

Sujetos desnutridos como, por ejemplo, sujetos afectados por trastornos alimentarios (DCA)

Diabéticos de tipo I

Embarazadas y madres lactantes

Los que ya padecen enfermedades hepáticas y/o renales.

Actualizaciones científicas

Hidratos de carbono: ¿comprometen la salud y favorecen la mortalidad?

Observando y comparando cuidadosamente la lista de ventajas con la de desventajas, parece que la dieta cetogénica no es un verdadero "regalo del cielo". De hecho, es un método que está contraindicado en muchas situaciones; además, requiere una cierta "sensibilidad individual" o el uso de herramientas analíticas que aseguren que se está perfectamente dentro del rango de "cetosis ideal". Es, sin duda, una estrategia bastante engorrosa y poco espontánea. Sin embargo, hoy en día se sigue utilizando ampliamente en el contexto de la pérdida de peso y la terapia alimentaria contra la hiperglucemia crónica.

La investigación científica sugiere que, si se utiliza correctamente, la dieta cetogénica no sólo puede ser útil, sino que también puede remediar algunos de los daños causados por las dietas ricas en carbohidratos (obesidad, diabetes mellitus tipo 2, hipertrigliceridemia, etc.).

Estudio PURE de Dehghan et al., 2017

El PURE (Dehghan et al., 2017) es un estudio prospectivo (o de cohortes) que observó a más de 135.000 participantes de 18 países durante

muchos años. Excluyendo a los sujetos con enfermedades cardiovasculares preexistentes (a excepción de diabetes), tras un seguimiento de 7,4 años desde el inicio de la observación

Tras un seguimiento de 7,4 años desde el inicio de la observación, se correlacionaron más de 10.000 muertes o eventos cardiovasculares (como el infarto y el ictus) con los parámetros del inicio del estudio (factores socioeconómicos, cuestionarios sobre la dieta y la actividad motora); se comprobó que la ingesta de hidratos de carbono aumenta la mortalidad total, mientras que los lípidos (indistintamente saturados e insaturados) la disminuyen. No se observó ninguna relación entre el consumo de grasas y los eventos cardiovasculares u otros relacionados con la mortalidad, con la excepción de las grasas saturadas, que inesperadamente se asociaron con un menor riesgo de accidente cerebrovascular.

La liberación de insulina provocada por la ingesta de glucosa

Acarbosa

es un inhibidor de la alfa-glucosidasa, una enzima intestinal que libera D-glucosa de los hidratos de carbono complejos (especialmente del almidón). Se utiliza en el tratamiento de los diabéticos para limitar la absorción de los hidratos de carbono en el intestino desde los años 80. En línea con el papel de los carbohidratos en el compromiso de la salud, se ha demostrado que la acarbosa prolonga la vida en ratones (Harrison et al., 2014)

Los inhibidores del cotransportador renal de sodio-glucosa 2 (SGLT-2) favorecen la eliminación de la D-glucosa de la sangre a través de la orina. Estos inhibidores recientemente desarrollados se utilizan para tratar a los diabéticos. Todavía no se han publicado los posibles efectos sobre la duración de la vida en los organismos o en los seres humanos, pero parecen estar justificados.

El antidiabético metformina, que se está investigando actualmente para prolongar la vida (estudio TAME), reduce la producción de glucosa (gluconeogénesis) del hígado y provoca una reducción de la glucosa en sangre.

Combinación de nutrientes

En ratones, la eliminación casi completa de los carbohidratos (< 1%) para lograr una dieta cetogénica mejoró la esperanza de vida en comparación con una dieta alta en carbohidratos. Por otro lado, Roberts et al., 2017 observaron que al reponer incluso un 10% de energía en azúcares simples este efecto positivo se desvanece. La sustitución de los azúcares por hidratos de carbono complejos mejora significativamente los parámetros; por tanto, son los azúcares los que ejercen el peor efecto. Se ha demostrado que asociar una dieta alta en grasas con porcentajes medios de azúcares simples produce resultados negativos; sin embargo, los peores resultados se obtuvieron al combinar cantidades muy altas de grasas y azúcares. Además, se observó una prolongación de la vida útil en ratones al sustituir las proteínas nutricionales por carbohidratos, independientemente de las calorías totales (Solon-Biet et al., 2014). En conjunto, estos estudios sugieren que el azúcar en la dieta puede ser un factor limitante muy importante, pero no único, en la salud de los roedores.

Críticas al studio

El estudio PURE ha sido criticado por manipular el efecto estadístico de sus resultados. En particular, los hábitos nutricionales dependientes de la renta y la geografía de subgrupos específicos no serían aplicables a las sociedades occidentales de renta alta (que, sin embargo, se incluyeron en PURE). De hecho, Dehghan et al. (2017) no exploraron qué fuente específica de carbohidratos (azúcar/carbohidratos refinados o cereales integrales) podría contribuir a los efectos nocivos de los carbohidratos, y cómo los ingresos podrían influir en la calidad de las elecciones dietéticas. Sin embargo, posteriormente se propuso una elaboración adicional sobre los ingresos y la riqueza de los hogares, así como el estatus socioeconómico en el país respectivo, mostrando que estas variables no afectaban de ninguna manera a las principales observaciones del estudio (Apéndice, p. 34 en Dehghan et al., 2017). Conclusión del estudio.

El equipo de investigación del estudio PURE considera que las recomendaciones nutricionales actuales, especialmente en lo que respecta a los carbohidratos refinados y el azúcar, deberían reconsiderarse radicalmente. Además, las opciones farmacológicas para simular una nutrición baja en carbohidratos (es decir, sin necesidad de una reducción real de la ingesta de carbohidratos) deben considerarse un enfoque útil y práctico con respecto a los cambios en los hábitos nutricionales para la población general.

25

Evitar la glucosa de la dieta y obligar al cuerpo a utilizar aminoácidos menos convenientes es una estrategia algo "cuestionable", porque intoxica todo el cuerpo, tiende a forzar innecesariamente el hígado y los riñones, y hace que el sistema nervioso y los músculos sean menos eficientes.

Por otro lado, los posibles efectos negativos graves de las dietas cetogénicas son más limitados de lo que muchos creen; o mejor dicho, la dieta cetogénica por sí sola no causa insuficiencia renal, insuficiencia hepática, reducción del metabolismo basal y compromiso de la tiroides, desmineralización ósea, etc. a corto plazo. Lo que pueda ocurrir a largo plazo sigue siendo objeto de estudio; ciertamente, la dieta cetogénica no debe entenderse como una estrategia dietética definitiva, sobre todo teniendo en cuenta las contraindicaciones que puede tener en determinadas situaciones.

Sin embargo, no cabe duda de que todo este trabajo, además de mantener bajos los niveles de glucemia-insulina (responsables, junto con el exceso de calorías, del depósito de grasa), aumenta la cantidad de calorías quemadas, estimula la secreción de hormonas y la producción de metabolitos que favorecen la eliminación de grasa y suprimen el apetito. Por todas estas razones, la eficacia "adelgazante" de la dieta cetogénica es en conjunto alta.

La dieta cetogénica funciona inmediatamente pero somete al cuerpo a un estrés continuo y poco saludable. Si está mal diseñada, en particular cuando está mal dividida o es excesivamente restrictiva, la dieta cetogénica debe abandonarse y sustituirse por otras estrategias dietéticas menos peligrosas e igualmente eficaces.

Aunque también se utiliza en el tratamiento de la epilepsia que no responde adecuadamente a la medicación, en otros contextos la dieta cetogénica puede ser especialmente perjudicial. De hecho, es una de las estrategias alimentarias "extremas" más populares en ciertos trastornos alimentarios (DCA). Si lo lleva a cabo una persona que padece diabetes mellitus de tipo 1 (aunque no haya ninguna razón para hacerlo), requiere mucha atención y apoyo médico porque podría tener consecuencias muy graves para la salud. Además, al estar fuertemente desequilibrada, puede comprometer la demanda nutricional de la embarazada o de la enfermera.

La dieta cetogénica es una dieta que reduce drásticamente los carbohidratos, mientras que aumenta las proteínas y sobre todo las grasas. El objetivo

El objetivo principal de este desequilibrio en las proporciones de macronutrientes en la dieta

es forzar al cuerpo a utilizar las grasas como fuente de energía. De hecho, en presencia de hidratos de carbono, todas las células utilizan su energía para llevar a cabo sus actividades.

realizar sus actividades. Pero si éstas se reducen a un nivel suficientemente bajo, comienzan a utilizar las grasas, todas excepto las células nerviosas, que no tienen la capacidad de utilizar las grasas.

células nerviosas que no tienen la capacidad de hacerlo. Se inicia entonces un proceso llamado cetosis, porque conduce a la formación de moléculas llamadas cuerpos cetónicos, esta vez utilizables por el cerebro. Normalmente, la cetosis se alcanza después de un par de días con una cantidad diaria de carbohidratos de unos 20-50 gramos, pero estas cantidades pueden variar de forma individual.

La cetosis es una condición tóxica para el organismo, que elimina los cuerpos cetónicos a través del riñón. La condición patológica de la acidosis metabólica es diferente, por ejemplo en el caso de una complicación de la diabetes tipo 1 en la que hay una acumulación de cuerpos cetónicos que dan al aliento el olor característico de la acetona. En los niños, la cetosis puede producirse en presencia de fiebre alta o de un fuerte estrés emocional. Este tipo de dieta tiene un gran impacto en el organismo, hasta el punto de que se creó originalmente como una dieta recomendada para reducir los ataques epilépticos en pacientes que no respondían a la medicación, especialmente en los niños.

Hoy en día, el éxito de la dieta cetogénica se relaciona principalmente con su eficacia para reducir el peso, pero es importante destacar que no es un régimen fácil de seguir. De hecho, basta con "desviarse" aunque sea un poco en materia de hidratos de carbono para inducir al organismo a bloquear la cetosis y volver a utilizar su fuente de energía preferida: los azúcares. Quienes han seguido esta dieta -que se propone generalmente

por períodos cortos de unas pocas semanas-
afirman tener una gran energía una vez que han
alcanzado el estado de cetosis. Pero los días
previos a este evento se caracterizan a veces por
náuseas, estreñimiento, fatiga y dificultad para
respirar. También
.no hay pruebas de que, a largo plazo, los
resultados obtenidos sean mejores y más
duraderos que los logrados con una dieta
equilibrada.

Prólogo

Las siguientes indicaciones tienen una finalidad
EXCLUSIVAMENTE informativa y no pretenden
sustituir la opinión de figuras profesionales como
el médico, el nutricionista o el dietista, cuya
intervención es necesaria para la prescripción y
composición de terapias alimentarias
PERSONALIZADAS.

Dieta cetogénica

¡ATENCIÓN! Este artículo tratará de darle un ejemplo de una dieta basada en la eliminación de los carbohidratos de la dieta y el aumento paralelo de los cuerpos cetónicos en la sangre. Es esencial recordar que nos referimos exclusivamente a UNA dieta cetogénica (en sentido genérico) y no a la dieta cetogénica (un método más o menos específico reivindicado por algunos profesionales); esta pequeña aclaración pretende proteger al autor del artículo y a my-personaltrainer.it de cualquier reclamación sobre la propiedad intelectual de la dieta cetogénica o de cualquier disputa de carácter conceptual-metodológico.

La dieta cetogénica es una dieta desequilibrada que requiere un seguimiento constante por parte de un especialista médico (mediante el análisis de los cuerpos cetónicos, por ejemplo, analizando el pH urinario). La dieta cetogénica puede ser útil en el tratamiento de dos condiciones clínicas totalmente diferentes:

Sobrepeso y trastornos metabólicos SIN complicaciones (los riñones y el hígado deben estar perfectamente sanos)

Epilepsia resistente a los fármacos, especialmente en niños (véase el artículo: Dieta para la epilepsia)

A continuación presentaremos un ejemplo de dieta cetogénica para adelgazar y no para reducir los síntomas de la epilepsia.

—

30

Reducción de los hidratos de carbono simples y complejos: los alimentos que contienen hidratos de carbono deben eliminarse totalmente (aunque esto es prácticamente imposible). Se mantienen las raciones de verduras, que contienen fructosa, lo que determina el desplome del porcentaje de hidratos de carbono complejos en favor de los simples (que, sin embargo, recordamos que son cuantitativamente muy bajos). Estos nutrientes representan el principal combustible del organismo y reducirlos "al mínimo" obliga al cuerpo a deshacerse de las reservas de grasa sobrantes; además, los hidratos de carbono son nutrientes que estimulan significativamente la insulina (hormona anabólica y de engorde), por lo que su moderación también debe asumir un importante significado metabólico.

Aumento cuantitativo y porcentual (por lo tanto, absoluto) de las grasas, y sólo porcentual de las proteínas, manteniendo constante la ingesta calórica: después de haber eliminado los hidratos de carbono, se deben mantener constantes las porciones de alimentos proteicos, aumentando al mismo tiempo sólo las cantidades de alimentos con alto contenido graso (aceites, semillas oleaginosas, frutas carnosas oleaginosas, etc.). En teoría, esto compensará la reducción de calorías

En teoría, esto compensa la reducción de calorías del déficit de carbohidratos gracias a la mayor cantidad de lípidos. En la práctica, por razones obvias de apetito (¡o más bien de hambre!), es necesario

---

31

En la práctica, por razones obvias de apetito (¡o más bien de hambre!), también es necesario aumentar las porciones y la frecuencia de consumo de alimentos proteicos. Algunas personas justifican

Algunas personas justifican esta "corrección" diciendo que más proteínas son útiles para mantener la masa corporal magra. Sin embargo, hay que tener en cuenta que

muchos aminoácidos son glucogénicos (se convierten en glucosa por neoglucogénesis) y

Tienen una acción metabólica similar a la de los hidratos de carbono alimentarios, anulando parcialmente el efecto sobre las enzimas lipolíticas y sobre la producción de cuerpos cetónicos (véase más adelante). Además, en la práctica clínica, con la "calculadora en la mano", el menú de la dieta cetogénica NUNCA es normocalórico y siempre aporta menos energía de la necesaria. Sería una buena idea probar una dieta equilibrada y baja en calorías bien estructurada antes de embarcarse en semejante lío.

Producción de cuerpos cetónicos: la neoglucogénesis hepática necesaria para sintetizar glucosa (a partir de ciertos aminoácidos y glicerol) no es lo suficientemente rápida para cubrir las necesidades glúcidas diarias. Al mismo tiempo, la oxidación de las grasas (que está estrechamente relacionada con y

dependiente de la glucólisis) se "atasca" y provoca la acumulación de moléculas intermedias (en mi opinión, residuos) llamadas cuerpos cetónicos. Estas cetonas, que en concentraciones fisiológicas se eliminan fácilmente, en la dieta cetogénica alcanzan niveles tóxicos para los tejidos.

Tóxico no significa necesariamente venenoso, sino más bien "que causa intoxicación". Este efecto se distingue claramente por

Este efecto se distingue claramente de la reducción del apetito, es decir, del efecto anorexígeno en el cerebro, aunque, al igual que el corazón, el tejido nervioso también es parcialmente capaz de utilizar los cuerpos cetónicos.

capaz de utilizar los cuerpos cetónicos con fines energéticos.

El organismo sano es capaz de funcionar también con altas cantidades de cuerpos cetónicos en sangre, cuyo exceso se elimina (no sabemos con

lo duro) por filtración renal. Evidentemente, las personas que padecen ciertas patologías (secreción defectuosa de insulina -típica de la diabetes mellitus de tipo 1-, insuficiencia renal - también desencadenada por la diabetes mellitus de tipo 2 avanzada-, insuficiencia hepática, etc.) tienen un riesgo muy elevado de evolucionar hacia una cetoacidosis metabólica, con riesgo de coma o incluso de muerte.

Perplejidades sobre la dieta cetogénica

Personalmente, considero que la dieta cetogénica es un método bastante extremo y no creo que su aplicación pueda definirse como DEONTOLÓGICAMENTE correcta; sin embargo, como demuestran muchos clínicos, a veces es necesario actuar rápidamente sobre la obesidad para salvaguardar la salud del paciente crítico. Por mi parte, dejo que sean los clínicos quienes evalúen y apliquen dicho régimen dietético.

La dieta cetogénica PROTRACTADA y DESCOMPENSADA (como decíamos más arriba, en caso de enfermedad preexistente) puede favorecer la manifestación de:

Un síndrome conocido como "ceto-gripe", es decir, un estado de malestar generalizado causado por un desequilibrio metabólico que aún no ha sido compensado totalmente por el organismo.

Alteraciones del estado de ánimo y astenia por la actividad física

Acidosis o disminución del pH sanguíneo

Fatiga del hígado (aunque no siempre se pueda medir en el sujeto sano)

Fatiga renal (aunque no siempre medible en sujetos sanos)

Tendencia a la deshidratación sistémica

Diversos tipos de enfermedades, como la hipoglucemia y la hipotensión, que pueden comenzar con un desmayo

Hipovitaminosis, deficiencia de sal y fibra dietética

Agotamiento del tejido muscular, especialmente en caso de actividad motora.

Nota: Es curioso ver cómo muchos de los síntomas y signos clínicos anteriores son comunes al marasmo (desnutrición generalizada).

La dieta cetogénica NO PUEDE ni DEBE practicarse durante mucho tiempo y, en caso de que decida emprenderla, sería aconsejable recordar que es necesario alternar períodos de cetogénesis con días de restauración de las reservas de glucógeno. El cuerpo, especialmente el tejido nervioso, necesita alrededor de 180g/día de carbohidratos para funcionar de forma eficaz y eficiente (aunque 50-100 gramos deberían evitar la cetoacidosis - Calloeay 1971), pero esto también significa que siguiendo la dieta cetogénica NUNCA disfrutarás de una forma psicofísica ÓPTIMA. Por otro lado, muchos profesionales que

Por otro lado, muchos profesionales que te aconsejan emprender la dieta cetogénica te sugieren que NO la interrumpas porque la cetosis en sí (que se produce a los pocos días de empezarla) es fundamental para el buen funcionamiento del sistema.

La dieta cetogénica no se preocupa de la proporción entre carbohidratos complejos y azúcares simples, ya que los carbohidratos son tan escasos que su impacto metabólico es casi marginal.

La dieta cetogénica NO es aplicable a los deportistas y atletas de resistencia.

Suplementos útiles

Los suplementos útiles en el caso de una dieta cetogénica son los que garantizan la cobertura de las necesidades hidrosalinas y vitamínicas. Muchos lectores pensarán que para alcanzar ciertas cuotas de vitaminas y sal en las dietas cetogénicas basta con aumentar la ingesta de verduras, pero desgraciadamente no es tan sencillo. Las verduras son ricas en sales minerales y vitaminas, así como en fibra y moléculas quelantes antinutricionales; por lo tanto, al aumentar excesivamente la ingesta de verduras, aumenta el riesgo de malabsorción o absorción parcial de nutrientes (hierro, calcio, vitaminas, etc.). Además, según el principio de la dieta cetogénica, es esencial reducir al mínimo la ingesta de carbohidratos, que sin embargo están bien presentes (aunque en diferentes grados) en todas las verduras.

No se puede ilustrar ni sugerir con precisión la dosis de hidrosalina y de suplementos vitamínicos porque, dada la heterogeneidad de los productos en el mercado, sería una indicación aproximada y engañosa, por decir lo menos. Por lo tanto, sugiero consultar la etiqueta y llevar una cantidad MÁXIMA diaria de sales minerales y/o suplementos vitamínicos equivalente al 50-80 % de las necesidades totales (opinión personal). También es aconsejable consultar a su médico o farmacéutico. También es aconsejable dar preferencia a los suplementos que contengan minerales con efecto alcalinizante, como los citratos (citrato de potasio, citrato de magnesio, citrato de sodio) o los bicarbonatos (bicarbonato de sodio, bicarbonato de potasio, etc.).

Nota: La dieta cetogénica no cumple con los principios de equilibrio nutricional del método clásico y, por definición, es un estilo de alimentación NO EQUILIBRADO, ya que es hipoglúcido, hiperlipídico y tiende a ser hiperproteico (en el contexto de la dieta mediterránea). Requiere prescindir del cálculo de las necesidades, manteniendo una ingesta de carbohidratos TOT de no más de 50-100g/día aunque, según lo que escriben algunos expertos, cuanto menor sea la ingesta de carbohidratos, mayor será la cetosis y la eficacia del sistema.

La dieta cetogénica también sugiere aportar una mayor porción de lípidos insaturados que de saturados.

La ingesta de proteínas puede alcanzar valores decididamente fuera de lo normal (hasta y por encima de 3g/kg de peso fisiológico), a veces incluso reduciendo la cantidad de los "preciados" lípidos totales.

EXCLUSIVAMENTE informativos y no pretenden sustituir la opinión de figuras profesionales como médicos, nutricionistas o dietistas, cuya intervención es necesaria para la prescripción y composición de terapias alimentarias PERSONALIZADAS.

¡ATENCIÓN! Este artículo tratará de darle un ejemplo de una dieta basada en la eliminación de los carbohidratos de la dieta y el aumento paralelo de los cuerpos cetónicos en la sangre. Es importante recordar que nos estamos refiriendo exclusivamente a UNA dieta cetogénica (en sentido genérico) y no a la dieta cetogénica (un método más o menos específico reivindicado por algunos profesionales); esta pequeña aclaración pretende proteger al autor del artículo y a my-personaltrainer.it de cualquier reclamación sobre la propiedad intelectual de la dieta cetogénica o, por qué no, incluso de cualquier disputa de carácter conceptual-metodológico.

La dieta cetogénica para la definición muscular

La dieta cetogénica para la definición muscular en musculación es una dieta desequilibrada que requiere un control constante por parte del médico.

SEGUIMIENTO CONSTANTE POR EL MÉDICO ESPECIALISTA; la dieta cetogénica en musculación es útil para la pérdida de peso pero sobre todo para la definición muscular o el CORTE.

La dieta cetogénica para la definición muscular se basa esencialmente en 3 conceptos:

Reducción de carbohidratos: a diferencia de una dieta cetogénica para perder peso (aplicable en casos de sobrepeso u obesidad) o una para la epilepsia (útil en casos de resistencia a los medicamentos), la dieta cetogénica para la definición muscular debe tener en cuenta el entrenamiento físico de alta intensidad del culturista. Sin entrar en los detalles del entrenamiento o de la fisiología energética, para estimular eficazmente la fuerza y la hipertrofia muscular es necesario mantener SIEMPRE una cuota dietética de azúcares más importante que la de una dieta sedentaria de adelgazamiento, lo que significa que: la porción de carbohidratos dietéticos en la dieta cetogénica para la definición muscular debe estar en los límites superiores de la dieta cetogénica para la definición muscular.

Esto significa que: la porción de carbohidratos en la dieta cetogénica para la definición muscular debe estar en los límites superiores del rango permitido para la aplicación de esta Estrategia. Reducir excesivamente los carbohidratos en la dieta

La dieta cetogénica para la definición no sería correcta, ya que aumentaría el riesgo de comprometer la eficiencia física durante el entrenamiento y favorecería el catabolismo excesivo de las proteínas musculares.

Aumento paralelo de las proteínas y las grasas en la dieta: al reducir los hidratos de carbono en la dieta, para no reducir excesivamente la cuota energética total, es imprescindible aumentar drásticamente el porcentaje y la cantidad de lípidos y proteínas (al menos 3g/kg). Algunas personas afirman que la dieta cetogénica, especialmente cuando se aplica al culturismo, tiene un efecto "metabólico-catabólico" tal que facilita el agotamiento del tejido adiposo INCLUSO sin reducir la energía total, simplemente sustituyendo los carbohidratos por grasas y proteínas. Personalmente, creo que esto es, como mínimo, cuestionable.

Producción consecuente de cuerpos cetónicos y grupos nitrogenados: la dieta cetogénica para la definición muscular, como todas las dietas cetogénicas, induce la acumulación de cuerpos cetónicos y grupos nitrogenados. I

Los cuerpos cetónicos, que son intermedios entre la glucólisis anaeróbica y el ciclo de Krebs, son tóxicos para los tejidos y, aunque aprovechan la

la reducción de la sensación de apetito, especialmente en asociación con grupos nitrogenados, tienen un impacto negativo en la función hepática y renal. Todo

Todas estas moléculas facilitan la deshidratación corporal, ya que son fuertemente osmóticas y responsables del aumento de la excreción renal de agua y sales minerales (incluido el calcio).

Aspectos negativos de la dieta cetogénica

La dieta cetogénica para la definición muscular, sobre todo si no se controla adecuadamente, puede favorecer la aparición de:

Acidosis (muy grave) o en todo caso disminución del pH sanguíneo

Fatiga hepática

fatiga renal

Deshidratación sistémica

Diversos tipos de enfermedades, como la hipoglucemia y la hipotensión, que pueden comenzar con un desmayo

Hipovitaminosis, deficiencia de sal y fibra dietética

Alteraciones del estado de ánimo y astenia por la actividad física

Agotamiento del tejido muscular

Aumento de la excreción renal de calcio

Ingesta de colesterol hasta un 100% más de lo normal e ingesta de grasas saturadas > 10% de las kcal totales o > 1/3 de los lípidos totales.

Debido a su toxicidad y a su marcado efecto catabólico, la dieta cetogénica para la definición no debe llevarse a cabo durante largos periodos de tiempo; además, si un culturista decide llevarla a cabo, debe encontrar el compromiso adecuado entre la ingesta calórica, el desglose de la dieta y el entrenamiento. Por lo tanto, existen múltiples teorías de aplicación:

Colocación de los entrenamientos SOLO en los días de recarga de glucosa (espaciados por unos 2 días de descarga)

Si el programa de entrenamiento es muy exigente, sería más adecuado mantener una cuota de carbohidratos más cercana al límite superior del rango permitido.

¿Cuántos hidratos de carbono hay que tomar?

EL CUERPO HUMANO NECESITA UNOS 180G/DÍA DE CARBOHIDRATOS PARA GARANTIZAR UNA FUNCIÓN CEREBRAL EFICIENTE TAMBIÉN A LARGO PLAZO

(FAO, 1980), AUNQUE YA SE HA DEMOSTRADO QUE SÓLO 50-100G/DÍA DE CARBOHIDRATOS DEBERÍAN SER SUFICIENTES PARA PREVENIR LA CETOSIS (CALLOEAY 1971).

Asumiendo que 180g/día representa una cuota preventiva adecuada en una dieta de 1800kcal (CHO al 37,5%, frente al 55-65% de una dieta equilibrada), y tomando el valor máximo del rango de seguridad propuesto anteriormente (100g/día - CHO al 20,8%) es posible definir que:en condiciones

de sedentarismo, un sujeto que asuma 1800kcal podría MANTENER la función nerviosa reduciendo los carbohidratos hasta un 37,5%, y bajándolos aún más hasta un 20,8% SIN AUMENTAR EL RIESGO DE CETOACIDOSIS.

... ¿QUÉ PASA CON EL CULTURISTA QUE TAMBIÉN REALIZA UN ENTRENAMIENTO INTENSO?

Es difícil de decir, aunque podríamos hipotetizar un método específico; así:

Estimar la cetogénica del sedentario en los valores máximos de la gama (100g CHO, o 20,8%kcal TOT)

Suma del gasto energético de cada entrenamiento individual, por ejemplo 300kcal, cubierto por los suplementos de maltodextrina mixta y aminoácidos de cadena ramificada.

NB. La dieta cetogénica no se preocupa de la proporción entre azúcares complejos y azúcares simples, ya que los carbohidratos son tan escasos que su impacto metabólico es absolutamente marginal.

Los métodos para elaborar una dieta cetogénica son muchos, tantos como las variables que hay que tener en cuenta en cada caso individual de los pacientes externos; a continuación se presenta un ejemplo de dieta cetogénica.

A continuación se propondrá un ejemplo de dieta cetogénica para la definición muscular, con el objetivo de mantener una COMPENSACIÓN alimentaria estable de la porción glucídica (al menos 100g de CHO/día + suplementos de maltodextrina en el entrenamiento), haciendo necesario un solo día de recarga semanal.

sólo un día de recarga semanal.

NB.La dieta cetogénica NO es aplicable, por ser contraproducente y peligrosa, a los deportistas o atletas de resistencia/resistencia.

Suplementos útiles

Los suplementos útiles en caso de dieta cetogénica son los que aseguran la cobertura de las necesidades hidrosalinas y vitamínicas; en el caso de que sea necesario cubrir un gasto energético superior al normal, puede ser una buena práctica consumir un suplemento a base de maltodextrina y aminoácidos de cadena ramificada. Algunos creen que es esencial asociar los ciclos cetogénicos con una fase de suplementación dietética de creatina (si es constante, unos 3g/día), para promover su acumulación en los músculos y acentuar el metabolismo anaeróbico ahorrando glucógeno tisular.

NB. Si el sujeto tiene un aumento significativo del colesterol en sangre, es posible sustituir una parte de los alimentos de origen animal por suplementos a base de proteínas en polvo (posiblemente de soja), con el fin de limitar el aporte exógeno de este lípido.

Introducción

El término cetoacidosis diabética hace referencia a una temible complicación aguda de la diabetes mellitus de tipo 1, aunque más raramente puede afectar también a pacientes con diabetes de tipo 2. La enfermedad se desarrolla cuando el cuerpo ya no es capaz de producir suficiente insulina, una molécula que desempeña un papel clave para permitir que el azúcar pase de la sangre a los músculos y otros tejidos. Sin la capacidad de utilizar el azúcar como combustible, las células empiezan a depender de la grasa para sobrevivir, pero este cambio metabólico da lugar a la producción y acumulación de cetonas en la sangre.

La cetoacidosis se presenta con la aparición de hiperglucemia

aumento de las cetonas circulantes,

que a su vez son responsables de síntomas característicos como:

aumento de la sed y de la frecuencia de la micción,

malestar,

aliento afrutado,

aumento de la frecuencia respiratoria,

cansancio,

confusión,

desmayo.

El diagnóstico suele basarse en análisis de sangre, mientras que el tratamiento consiste en rehidratar al paciente y administrarle insulina.

Causas

La diabetes de tipo 1 se basa en la falta (total o parcial) de insulina, una hormona cuya principal tarea es permitir que la glucosa, que viaja libremente por el torrente sanguíneo, se almacene en el interior de todas las células de nuestro cuerpo para ser utilizada después de forma más o menos inmediata.

Cuando falta la insulina, se produce un estado de hiperglucemia crónica: la glucosa, que ya no puede transferirse a las células, persiste en la sangre periférica y sus niveles en la sangre (glucemia) aumentan peligrosamente.

Para evitar esta situación, el paciente diabético es instruido por el diabetólogo para que se administre regularmente insulina, de modo que se produzca un correcto metabolismo del azúcar.

En ausencia de azúcar, algunas células necesitan urgentemente encontrar una fuente de energía alternativa y esto es particularmente cierto para las células del sistema nervioso.

es cierto para las células del sistema nervioso central: la fuente que estas células tienden a utilizar está representada por los ácidos grasos. El uso de las grasas, sin embargo, tiene como consecuencia la producción y sobre todo la acumulación de la acumulación de productos de desecho característicos llamados "cuerpos cetónicos".

Los cuerpos cetónicos se liberan en la sangre, con la consecuencia de la disminución del pH (acidificación de la sangre).

Al mismo tiempo, los niveles de glucosa en sangre se mantienen elevados, pero la incapacidad de la célula para tomarla de la sangre activa los mecanismos de hiperglucemia destinados a liberar la glucosa de las reservas del organismo, un proceso que conduce a un nuevo aumento de los niveles de glucosa en sangre, lo que desencadena y alimenta un peligroso círculo vicioso.

Factores de riesgo

Todo paciente diabético tipo 1 está expuesto al riesgo de desarrollar una cetoacidosis diabética y, aunque no siempre es posible rastrear el desencadenante, entre los factores capaces de desencadenar el proceso podemos recordar

la presencia de una infección, como la gripe o una infección del tracto urinario (cistitis, por ejemplo) olvidos y errores en la administración de la insulina,

lesión o cirugía,

ciertos medicamentos (como la cortisona),

exceso de alcohol,

consumo de sustancias de abuso,

el embarazo,

flujo menstrual.

Síntomas A nivel clínico, el signo característico del paciente que padece cetoacidosis está representado por el aliento acetónico o afrutado, debido a la eliminación de la acetona producida por el catabolismo de los cuerpos cetónicos (de forma similar, pero con un orden de magnitud diferente, de lo que ocurre en la cetosis infantil).

Los síntomas clínicos están representados por:

Poliuria, es decir, aumento de la eliminación de orina en las 24 horas, por encima de 2 litros al día. Es una condición típica en realidad de la diabetes tipo 1, independientemente de la cetoacidosis, pero en esta condición tiende a ser aún más acentuada.

Polidipsia, es decir, aumento de la sensación de sed. Evidentemente, es una consecuencia directa de la poliuria.

La hipotensión (disminución de la presión arterial), puede producirse en respuesta a una pérdida excesiva de líquidos si ésta no se compensa adecuadamente.

Náuseas y vómitos.

Pérdida de apetito.

Agitación generalizada.

Taquipnea (aumento de la frecuencia respiratoria).

Pérdida de atención o simplemente somnolencia, por lo que muchas veces puede pasar desapercibida, sobre todo si hablamos de cetoacidosis en un niño.

A veces también puede aparecer fiebre, que en algunos casos puede deberse a una verdadera infección subyacente que puede ser el desencadenante de la afección.

Hay que recordar que la diabetes de tipo 1 suele surgir a una edad temprana, característica que la diferencia de la diabetes de tipo 2, propia de edades más avanzadas.

La cetoacidosis diabética puede ser a veces la primera manifestación aguda de la diabetes de tipo 1 que aún no se ha diagnosticado, especialmente en los niños, donde estos síntomas pueden confundirse o incluso subestimarse.

Diagnóstico

El diagnóstico suele basarse en la identificación más temprana de los síntomas característicos, para poder detener rápidamente la situación de desequilibrio y evitar secuelas más graves.

Desde el punto de vista del laboratorio, el diagnóstico se basa en el hallazgo de

La hiperglucemia, que tiende a aumentar cada vez más en consideración a la activación de los mecanismos hiperglucémicos que las células activan en ausencia de glucosa en su interior;

cuerpos cetónicos, así como un descenso del pH relacionado con la presencia de estos últimos; el pH se controla en el hospital mediante una prueba invasiva particular llamada hemogasanálisis arterial (o EGA).

Atención

Dado que el primer riesgo para el paciente con cetoacidosis está representado por la deshidratación y la subsiguiente hipotensión, la terapia inicial debe basarse en la rehidratación adecuada del paciente, proceso durante el cual es importante controlar el equilibrio electrolítico para evitar cambios bruscos de concentración (especialmente de sodio y potasio).

La terapia de base se dirige, por tanto, a una compensación metabólica adecuada de la glucosa; esta condición, en un paciente afectado por una diabetes mellitus de tipo 1 y, por tanto, condenado de por vida a producir una cantidad de insulina inferior a la normal, está obviamente ligada a la administración de insulina exógena.

La administración de insulina desde el exterior permite que la glucosa entre en la célula, que es capaz de utilizarla como fuente de energía primaria, evitando la necesidad de recurrir a sustratos energéticos alternativos y a sus dañinos productos de desecho; esto es especialmente cierto para las células del cerebro.

La entrada de azúcares en las células permite contextualmente bajar el estado de hiperglucemia crónica.

Prevención

En los pacientes con diabetes ya diagnosticada, especialmente si son niños, la prevención de un cuadro de riesgo como la cetoacidosis diabética sólo puede llevarse a cabo mediante un cuidadoso control de los valores glucémicos y de las dosis de insulina necesarias para mantener el equilibrio correcto. Incluso en el caso del ayuno, sigue siendo esencial mantener la compensación de la insulina, ya que el ayuno facilita el inicio de un mecanismo cetogénico (siempre utilizando las reservas alternativas basadas en los ácidos grasos).

Obviamente, si el paciente, sea o no un niño, no sabe que tiene diabetes, poder prevenir la cetoacidosis es más complejo, porque la cetoacidosis puede ser a menudo la primera forma de manifestación. Sin embargo, es fundamental vigilar siempre los signos y síntomas de alerta, como
somnolencia
aliento acetónico,
alteraciones de la respiración
o el ritmo cardíaco.

Cada vez se habla más de ella en Internet: la dieta cetogénica es alabada por muchos, criticada por otros, pero ¿cuáles son sus beneficios y contraindicaciones?
¿contraindicaciones? ¿Cuándo puede ser útil y qué alimentos se pueden consumir?
La dieta cetogénica parece ser la última tendencia en términos de bienestar y pérdida de peso pero, como con cualquier tipo de dieta, siempre es una buena idea entender completamente cómo funciona, su impacto en el cuerpo y cómo integrarla en su estilo de vida, preferiblemente con el apoyo de un especialista en nutrición.
En pocas palabras, ¿qué es la dieta cetogénica? Se trata de un equilibrio diferente de los llamados MACROS, los macronutrientes que consumimos a diario: al reducir drásticamente la ingesta de hidratos de carbono, considerados la "gasolina" del cuerpo, y aumentar moderadamente el consumo de proteínas y sobre todo de grasas, se obliga al organismo a trabajar de forma diferente, quemando lípidos en lugar de azúcar. Por lo tanto, hablar simplemente de un enfoque LOW-CARB es un poco reductor.

Este proceso se denomina cetosis y, como es fácil imaginar, si se gestiona adecuadamente, puede conducir a una considerable pérdida de peso y de masa grasa.

Queremos darte una idea de los mecanismos que hay detrás de la cetosis, los alimentos permitidos y los que hay que eliminar según este plan de dieta y los posibles pros y contras de adoptarlo.

El proceso de cetosis, cómo funciona y cuándo es útil

Haciendo algunos apuntes históricos de la literatura médica, se habla de la dieta cetogénica a nivel médico en relación con determinadas enfermedades: hace algunas décadas se descubrieron correlaciones entre esta dieta y el control de enfermedades como la epilepsia en la infancia.

Otra condición clínica que se ha curado, a lo largo del tiempo, a través de la inducción de la cetosis alimentaria es la diabetes, ya que el paciente diabético normalmente ya está luchando con una difícil gestión de los azúcares. Incluso se han realizado pruebas en pacientes que padecen trastornos mentales, o de enfermedades degenerativas graves como el Parkinson y el Alzheimer, que en muchos casos se habrían beneficiado de un plan dietético basado en la cetogenia.

Siempre es bueno distinguir claramente entre la CETOACIDOSIS FISIOLÓGICA, que se induce voluntariamente en una persona sana seguida por un nutricionista para perder peso o con fines terapéuticos, y la CETOACIDOSIS DIABÉTICA, que es una patología grave que afecta a personas con diabetes, o incluso la CETOACIDOSIS DESARROLLADA POR PERSONAS AFECTADAS POR TRASTORNOS DEL COMPORTAMIENTO DIETÉTICO como reacción a dietas excesivamente restrictivas.

Científicamente hablando, este proceso se produce cuando el cuerpo no tiene suficientes carbohidratos para utilizar como combustible y, por lo tanto, comienza a obtener energía de la grasa. Las células nerviosas, sin embargo, no tienen esta capacidad: por eso se desencadena la cetosis, es decir, la formación de CUERPOS CETÓNICOS, moléculas particulares que también pueden ser utilizadas por las células nerviosas del cerebro.

Las tres fases de la dieta ceto

Normalmente, hablamos de un enfoque de tres fases:

En la primera fase, de "activación", que dura unas 48-72 horas, la reducción de carbohidratos hace que el sujeto entre en cetosis;

la segunda fase, la de "ataque", que para tener efectos adelgazantes debe durar un mínimo de 14 días, está vinculada al consumo de masa grasa, ya que el organismo, privado de su combustible natural, es decir, el azúcar, comienza a atacar las reservas de lípidos;

la tercera fase es la que se define como "mitigada", es decir, una transición lenta hacia un estilo de alimentación más tradicional y equilibrado, pero siempre con un ojo atento a los índices glucémicos y sin excederse con los hidratos de carbono, para un mantenimiento eficaz.

Dieta Keto, alimentos: ¿qué comer?

Pero, ¿qué podemos poner en la mesa si estamos probando la dieta ceto? Como ya se ha dicho, muy pocos hidratos de carbono con un índice glucémico bajo, cantidades moderadas de proteínas y una dosis importante de grasas, las buenas por supuesto.

Se sorprenderá de la cantidad de azúcares ocultos que hay incluso en los alimentos más impensables y a menudo asociados a otros macronutrientes. ¿Un ejemplo? Las legumbres, consideradas tradicionalmente como una gran fuente de proteínas vegetales, son también ricas en hidratos de carbono, por lo que no deben consumirse con frecuencia.

Entre las verduras, no a las patatas y otros tubérculos, no a las frutas y hortalizas, salvo algunas excepciones de bajo contenido en azúcar, como el calabacín, el brócoli, los pepinos, los arándanos y las frambuesas.

Para el componente proteico, sí a la carne blanca, los huevos, el pescado -mejor si es de captura y no de piscifactoría-, el yogur griego y el skyr natural sin azúcares añadidos, el queso, las setas y el marisco.

Entre las mejores grasas están el aguacate, el aceite de coco, que puedes encontrar en nuestra web, los frutos secos y las semillas, el aceite de oliva y la mantequilla clarificada.

Ni la sombra de los dulces o edulcorantes, incluso la miel está prohibida, como mucho se permite la stevia natural.

En la actualidad hay muchas recetas dedicadas a los que luchan con la ceto, algunas de ellas tan sabrosas que no hacen que te arrepientas de los platos tradicionales, pero ciertamente es un gran reto continuar con este estilo de dieta durante mucho tiempo sin incurrir en tentaciones y excesos. El cerebro, de hecho, tiende a querer lo que le falta, lo que lleva fisiológicamente a desear el azúcar.

Las ventajas de la dieta cetogénica

Entre los pros reconocidos por la mayoría, incluso por algunas celebridades que han declarado haber adoptado este esquema dietético, está la posibilidad de perder no sólo peso sino también grasa localizada, quemando acumulaciones y excesos.

A este factor -estético para muchos pero también de salud para todos aquellos que sufren enfermedades relacionadas con el sobrepeso- se suma un componente químico. La cetosis, de hecho, favorece la estabilización del estado de ánimo, ya no "influenciado" por las fluctuaciones glucémicas. Los que consiguen superar la primera fase, de hecho, suelen decir que se sienten enérgicos, motivados y alegres.

Las hormonas que ayudan a estabilizar el estado de ánimo también sirven para promover un efecto anorexígeno, es decir, una limitación natural del apetito, lo que obviamente ayuda si el objetivo es la pérdida de peso.

Los contras de la dieta cetogénica

Entre los principales contras, el principal es casi una trivialidad: la glucosa es esencial para la supervivencia de cualquier organismo sano. Por lo tanto, la supresión total de los hidratos de carbono durante un largo periodo de tiempo puede acarrear graves consecuencias a nivel psicofísico.

La segunda contra es también una consideración muy fuerte: la cetosis es, en sí misma, una consideración tóxica para el cuerpo humano, una anormalidad. Las moléculas llamadas cetonas, como productos de desecho, se eliminan a través de los riñones y el hígado, que se ven así obligados a realizar un oneroso trabajo de eliminación.

Como resultado, aumenta el riesgo de deshidratación, así como el riesgo de no satisfacer las necesidades de micronutrientes, especialmente de calcio, vitaminas y fibra.

Estos efectos negativos se ven reforzados por el hecho de que quienes buscan perder peso rápidamente mediante la dieta cetogénica suelen combinarla también con la actividad deportiva. El movimiento hace que el cuerpo necesite aún más glucosa, lo que agrava los mecanismos y las criticidades que hemos descrito.

Por lo tanto, le sugerimos que, como en cualquier otra decisión relativa a su salud, consulte siempre a un profesional antes de modificar fuertemente sus hábitos alimentarios, especialmente en presencia de condiciones particulares y patologías previas.

QUÉ ES UN EJEMPLO DE DIETA CETOGÉNICA Y CUÁNDO SEGUIRLA

QUÉ ES Y CÓMO SE ESTRUCTURA UN EJEMPLO DE DIETA CETOGÉNICA

A menudo oímos a la gente hablar de la dieta cetogénica simplemente como una dieta alta en proteínas, pero en realidad la cantidad de nutrientes en este tipo de dieta es diferente de la dieta alta en proteínas.

De hecho, una dieta cetogénica implica la ingesta de carbohidratos en cantidades bajas, proteínas en cantidades normales y una alta cantidad de grasas. Por otro lado, en una dieta rica en proteínas, los hidratos de carbono son aún más bajos, mientras que las proteínas son muy superiores a la cantidad diaria recomendada. Las grasas, en cambio, se mantienen en el rango normal.

Por lo tanto, si quisieras seguir un ejemplo de dieta cetogénica, ¿cuál sería el mecanismo básico que te haría perder peso? Veámoslo juntos.

¿CÓMO SE PIERDE PESO CON LA DIETA CETOGÉNICA?

Esta dieta toma su nombre del proceso de cetosis: nuestro cuerpo cuando no tiene suficientes azúcares para transformarlos en energía comienza a recurrir a las reservas de grasa convirtiéndolas en azúcares. Por esta razón, los hidratos de carbono deben mantenerse bajos, ya que si comemos más, nuestro cuerpo no recurrirá a la grasa corporal.

La señal de que se ha entrado en la fase de cetosis es que se está perdiendo peso, y a partir de ese momento es necesario seguir la dieta para no detener o ralentizar este proceso y, por tanto, tener que volver a empezar.

A continuación te presentamos un ejemplo de dieta cetogénica que te mostrará los alimentos permitidos, para las dosis u otras indicaciones siempre aconsejamos consultar a un nutricionista.

EJEMPLO DE DIETA CETOGÉNICA: ALIMENTOS Y ESQUEMA A SEGUIR

Como cualquier otro tipo de dieta, las dietas cetogénicas deben personalizarse según el estado de salud y los gustos del paciente.

Sin embargo, aquí hay una lista general de alimentos que están permitidos en la dieta cetogénica:

Hidratos de carbono: son preferibles los cereales integrales, ya que liberan los azúcares más lentamente, evitando los picos glucémicos y reduciendo las punzadas de hambre. Se recomienda especialmente la avena.

Proteínas: se permiten todos los tipos de proteínas, tanto animales como vegetales, incluidos los productos lácteos, pero en menor cantidad que otras fuentes de proteínas.

Grasas: sí, pero de las buenas, por tanto de frutos secos o de aceite de oliva virgen extra.

Verduras: casi todas están permitidas y se pueden comer crudas o cocidas.

Durante una dieta cetogénica, el número de litros de agua recomendado es de 2. Sin embargo, para ayudar al organismo a depurarse y favorecer la actividad del intestino, puedes tomar decocciones o infusiones naturales. Aquí tienes algunos consejos:

Infusiones: son preferibles las infusiones a base de manzanilla, melisa e hinojo, ya que tienen un poder desintoxicante y favorecen la digestión. Algunos ejemplos son las infusiones Erbo Ritual Detox y la infusión Relax, también de la misma línea.

Decocciones: las decocciones son extractos vegetales concentrados en forma líquida que se diluyen en agua. Precisamente por su alta concentración tienen un poder drenante mucho mayor que las infusiones. También puedes encontrarlos en los kits de Tisanoreica junto con comidas y suplementos que te ayudarán en tu dieta.

que le ayudará en su dieta cetogénica. Algunos ejemplos son el Kit Intensivo Tisanoreica o el Kit de Estabilización de la misma línea. Si, por el contrario, buscas productos que te ayuden a combatir la celulitis y a cuidar tu cuerpo, puedes probar el Kit Tisanoreica Body in Shape.

[...] [...]

[...] [...]

[...] Precisamente por su alta concentración tienen un poder drenante mucho mayor que las infusiones. También puedes encontrarlos en los kits de Tisanoreica junto con comidas y suplementos que te ayudarán en tu dieta.

que le ayudará en su dieta cetogénica. Algunos ejemplos son el Kit Intensivo Tisanoreica o el Kit de Estabilización de la misma línea. Si, por el contrario, buscas productos que te ayuden a combatir la celulitis y a cuidar tu cuerpo, puedes probar el Kit Tisanoreica Body in Shape.

¿A QUIÉN SE RECOMIENDA UNA DIETA CETOGÉNICA?

Una dieta chetogenica andrebbe seguita per un **periodo limitato di tempo** e può essere seguita da tutti gli individui adulti in salute. In particolare questo regime alimentare ha mostrato particolari benefici per:
Persone affette da diabete di tipo 2
Trattamento dell'obesità
Persone che soffrono di emicrania
Persone che soffrono di epilessia
Individui che soffrono di sindrome metabolica
Questa dieta **non può invece essere seguita da**:
Persone che hanno patologie a reni, fegato e cuore
Donne in gravidanza
Persone che soffrono di diabete di tipo 1
Giovani ancora in fase di sviluppo e crescita
Contattateci per avere qualche altro **esempio di dieta chetogenica** o per conoscere tutti i **prodotti della linea Tisanoreica** che possano aiutarvi a farla.

Desayuno Cetogénico

La gente, especialmente en Italia, suele tener prejuicios sobre el desayuno cetogénico.

Las razones suelen ser dos: porque están acostumbrados a tomar un desayuno dulce y porque piensan demasiado en el proceso de preparación.

Si está empezando una dieta cetogénica, porque es consciente de los beneficios que proporciona, el desayuno puede parecer la comida más difícil de preparar.

La comida y la cena pueden prepararse fácilmente siguiendo las recetas que ya te gustan. Los platos que consumes a diario, como las ensaladas, las carnes, el salmón y las verduras, aderezados con grasas saludables, son bajos en carbohidratos.

Pero, ¿qué pasa con tus alimentos favoritos para el desayuno? Los croissants, las galletas, los cereales y las tostadas están prohibidos.

Pero ¡no temas!

En este artículo te explico cómo hacer un desayuno low carb y cómo replantearte mentalmente tu comida matutina, ¡gracias a 5 envidiables recetas cetogénicas!

Cómo preparar un desayuno cetogénico

Preparar un desayuno cetogénico no es diferente de preparar cualquier otra comida.

Siempre hay que centrarse en el cálculo de los macronutrientes, de acuerdo con los porcentajes proporcionados por los parámetros de la cetogenia.

Por ejemplo, si te centras en un 70% de grasas, un 25% de proteínas y un 5% de carbohidratos, sabes que necesitas una fuente de proteínas, una de grasas y una cantidad moderada de carbohidratos.

En este sentido, puedes utilizar la calculadora cetogénica para calcular los macronutrientes que te he preparado.

Elija su fuente de proteínas para el desayuno cetogénico

Casi cualquier proteína funciona bien para un desayuno cetogénico. Pero si un desayuno bajo en carbohidratos es todavía nuevo para ti porque creciste con leche y cereales, podrías empezar con alimentos comúnmente asociados con la comida de la mañana.

Así, por ejemplo, huevos revueltos, tortitas cetogénicas, salmón ahumado o yogur griego.

Opta por una verdura baja en carbohidratos

Dentro de la dieta occidental, el desayuno tiene una gran carencia de verduras. Aunque comer verduras en el desayuno pueda parecerte un concepto bastante nuevo, debes saber que es importante tomar estos alimentos también por la mañana, y no sólo en la comida y la cena.

Cuando elija una guarnición para su desayuno cetogénico, elija una verdura baja en carbohidratos. Prueba a picar un calabacín, apio o añadir espinacas a tu tortilla.

De vez en cuando, date un capricho con frutas bajas en azúcar, como las bayas o las fresas.

Incluir una fuente de grasas saludables

Por último, elija una grasa saludable para incluir en su desayuno cetogénico. Estas opciones pueden ser el aceite de coco, el aceite MCT o la mantequilla ghee.

Puede cocinar sus alimentos en la fuente de grasa que elija.

Encuentre una versión cetogénica de sus alimentos para el desayuno

Por lo general, los alimentos que se comen para el desayuno son muy altos en carbohidratos, que es exactamente lo contrario de lo que se quiere en una dieta cetogénica.

No importa lo que te hayan dicho en el pasado: cualquier alimento puede desayunarse.

Y si cree que esto es un salto mental demasiado grande, considere que siempre hay una versión cetogénica de su postre o platos de desayuno favoritos.

Por ejemplo, los huevos o las tortitas pueden convertirse fácilmente en un delicioso desayuno bajo en carbohidratos.

Seré honesto, sé que un desayuno bajo en carbohidratos (estoy pensando en panqueques, galletas, croissants) puede ser considerado uno de los mayores placeres de la vida.

Pero si estás siguiendo un régimen cetogénico, debes replantearte estos alimentos básicos y centrarte en opciones bajas en carbohidratos y altas en grasas.

Por suerte, ¡hay muchas recetas saludables para un desayuno apto para cetonas!

Además, considere que la parte difícil será sólo la inicial, porque la alimentación cetogénica tiene el poder de reducir los antojos de azúcar y elevar la sensación de saciedad.

La clave para un desayuno cetogénico sano y equilibrado es centrarse en las grasas y proteínas de origen vegetal, como los aguacates, los aceites y mantequillas vegetales, las verduras con poco almidón, así como los huevos y, con moderación, los lácteos y la carne.

Gachas de coco y bayas

100 mililitros de leche de almendras sin azúcar añadido, 20 gramos de bayas, 2 cucharadas de linaza, 1 cucharada de copos de coco sin azúcar, 1 cucharada de harina de almendras, 1 cucharadita de semillas de calabaza, ½ cucharadita de canela en polvo

Valores nutricionales por ración

Energía: 398 kcal
Grasas: 35 gramos
Proteínas: 10 gramos
Carbohidratos: 6 gramos

Preparación

En un bol, añadir la leche de coco, la leche de almendras, las semillas de lino, la harina de almendras, el coco, la canela y el extracto de vainilla - Batir los ingredientes hasta que la mezcla haya espesado - Verter en un bol y espolvorear con las semillas de calabaza y las bayas.

Tortitas de fresa Keto

1 huevo grande
50 gramos de nata espesa para cocinar
50 gramos de copos de leche
15 gramos de fresas
15 gramos de mantequilla
1 cucharada de psilio en polvo

Valores nutricionales por ración

Energía: 424 kcal
Grasas: 35 gramos
Proteínas: 14 gramos
Carbohidratos: 4 gramos

Preparación

Mezclar los copos de leche, el huevo y el psilio en polvo hasta obtener una mezcla homogénea, que se dejará reposar durante 10 minutos - Calentar la mantequilla en una sartén grande, verter la mezcla y cocinar a fuego medio durante 3/4 minutos por cada lado - Montar la nata. ¡Disfruta de tu tortita con nata y fresas frescas!

Huevos revueltos con verduras

Ingredientes por ración
2 huevos
50 gramos de espinacas
½ calabacín
1 cucharada de aceite de oliva virgen extra
cebollino picado q.b.
sal y pimienta al gusto
Valores nutricionales por ración
Energía: 330 kcal
Grasas: 21 gramos
Proteínas: 15 gramos
Carbohidratos: 6 gramos
Preparación
Lavar medio calabacín, secarlo y cortarlo en rodajas
Lavar y secar las espinacas
Calentar el aceite en una sartén a fuego medio.
Saltear las espinacas y el calabacín durante unos 5 minutos a fuego medio.
Mover las verduras a los lados de la sartén, romper los huevos en el centro y cocinar durante unos 4 minutos.
Salpimentar y espolvorear con cebollino.

Tortilla de champiñones y queso

2 champiñones grandes cortados en rodajas
2 huevos grandes
20 gramos de queso cheddar rallado
20 gramos de mantequilla clarificada
1/4 cebolla, picada finamente
Sal al gusto
Pimienta al gusto

Valores nutricionales por ración

Energía: 340 kcal
Grasas: 28 gramos
Proteínas: 16 gramos
Carbohidratos: 3 gramos

Preparación

En un bol, bata los huevos y añada una pizca de sal y pimienta.

Calentar una sartén y derretir la mantequilla, salteando las cebollas y los champiñones hasta que estén tiernos.

Verter los huevos de forma que envuelvan las cebollas y los champiñones.

Cuando la tortilla empiece a endurecerse pero todavía esté un poco líquida en el centro, espolvoréala con el queso.

Continuar la cocción hasta que la tortilla esté completamente formada.

Tortitas de queso crema

Ingredientes por ración

2 huevos
60 gramos de queso crema
1 cucharadita de eritritol
1/2 cucharadita de canela en polvo

Valores nutricionales por ración

Energía: 346 kcal
Grasas: 30 gramos
Proteínas: 16 gramos
Carbohidratos: 3 gramos

Preparación

Mezclar todos los ingredientes hasta obtener una mezcla homogénea y dejarla reposar durante 2 minutos.

Engrasa una sartén grande y vierte 1/3 de la mezcla en ella.

Cocinar durante 2 minutos hasta que se dore, dar la vuelta y cocinar un minuto más antes de retirar la tortita del fuego.

Repite el proceso hasta que toda la mezcla esté hecha.

Plan de 7 días

Ingredientes que necesitarás

Limpia tu cocina de harinas, alubias, patatas, alimentos congelados, así como tu alijo secreto de dulces y aperitivos, y sustitúyelos por estos alimentos básicos:

Mantequilla

La mantequilla contiene un 80% de grasa y es 100% cetogénica. Es un básico keto porque es muy versátil: freír con él, hornear con él, utilizarlo como untador. Si eres vegano, añade mantequilla de coco o aceite de coco a tu plan de comidas ceto.

Harina de almendra y coco

Estos serán sus sustitutos de la harina para sus magdalenas, tortitas, panes y otros postres.

Leche de almendras

Un sustituto de la leche sin lácteos ni soja para su dieta ceto. Es baja en carbohidratos, moderadamente alta en grasas y rica en vitaminas y minerales esenciales.

Avocado

El poderoso aguacate es rico en ácidos grasos monoinsaturados beneficiosos para el corazón. También es excepcionalmente alto en fibra, que necesita en su plan de comidas ceto para mantener la salud intestinal

Aceite de oliva

El aceite de oliva es bueno para la salud cardiovascular porque está compuesto en gran parte por ácidos grasos monoinsaturados [3]. También es rico en antioxidantes y vitamina E. Es probablemente el mejor aceite de cocina que puede utilizar en su plan de alimentación ceto.

Tagli Di Carne Grassi

El bistec con hueso, el bistec de falda, el bistec de paleta, el pollo, las salchichas y la carne picada son excelentes opciones. Además, la caballa, las sardinas y el salmón (frescos o en conserva) contienen muchas grasas saludables para el corazón, lo que los hace aptos para la ceto.

Huevos y productos lácteos

Los huevos y los productos lácteos con alto contenido en grasa contienen el equilibrio perfecto de grasas y proteínas para la dieta ceto. Además, son convenientes y fáciles de preparar a su gusto.

Frutos secos y semillas

Las almendras, las nueces, las semillas de sésamo, las castañas y las semillas de lino son elementos importantes para añadir a su dieta ceto. Estos alimentos te aportarán muchas vitaminas, minerales, fibra y antioxidantes, además de grasas. Además, la mantequilla de cacahuete, la mantequilla de almendras y la pasta de sésamo van muy bien en los desayunos ceto.

Todo de coco

La leche, la harina, la mantequilla y el aceite de coco son esenciales en cualquier plan de comidas ceto porque los cocos contienen ácido láurico, un triglicérido de cadena media que se ha demostrado que aumenta la producción de cetonas y proporciona energía inmediata [4]. El ácido láurico también protege la salud del corazón, puede reducir el riesgo de cáncer y tiene propiedades antimicrobianas.

Verduras bajas en carbohidratos

Las verduras de hoja verde, los pepinos y la coliflor son ejemplos de verduras bajas en carbohidratos que deberías añadir a tu plan de comidas ceto. Lea nuestra lista de las 15 mejores verduras bajas en carbohidratos para comprar.

Edulcorantes no nutritivos

La estevia, el eritritol y la hierba monje son algunos ejemplos.

Salsa de chile, salsa de soja ligera, mayonesa, vinagre balsámico. Además, sal, pimienta, chile y hierbas.

LUNES

Desayuno: Tortitas de calabaza con avellanas

Los sabores de la harina de almendras y la calabaza se mezclan perfectamente en estas tortitas llenas de proteínas. Están listos en menos de media hora. Si tienes tiempo, sírvelos calientes con una cucharada de yogur griego y nueces picadas. Una ración le aportará casi 400 calorías, lo que puede ser positivo si su objetivo es tomar un desayuno satisfactorio que le mantenga lleno hasta la hora de comer.

Almuerzo: pasteles de salmon

Puedes hacer estas albóndigas con un día de antelación y calentarlas o incluso comerlas frías, están buenas de cualquier manera. Con sólo 283 calorías por ración, no dudes en tomar 2 o 3 raciones si tienes hambre. Son fáciles de preparar en un par de minutos y son perfectas servidas con salsa de aguacate y crema agria.

Cena: Pollo asado Keto

No hay nada mejor que el pollo asado en los días de semana perezosos. Es sencillo, delicioso y requiere un esfuerzo mínimo. Sin embargo, tendrás que esperar al menos 2 horas antes de poder disfrutar de esta fácil cena. Prepara el pollo con un día de antelación y, una vez hecho, sírvelo con tus verduras favoritas, puré de coliflor o una guarnición diferente que te guste.

MARTES

¿Qué mejor manera de empezar el día que con un buen desayuno de huevos? Esta receta lleva una serie de ingredientes aptos para la dieta como el bacon, el chorizo, el aguacate, el queso cheddar y la nata. El resultado es una tortilla alta en grasas y baja en carbohidratos que es nutritiva y satisfactoria. Es perfecto servido con su pan keto favorito o un vaso de yogur blanco.

Si eres un fanático de los almuerzos sin complicaciones, definitivamente debes probar este batido de proteínas. Está hecho con una base de leche de almendras, bayas congeladas para añadir antioxidantes, semillas de chía para darle textura y grasas omega-3 saludables, y proteína de chocolate en polvo para darle sabor y saciedad. Con más de 130 calorías y casi 14g de proteínas, puedes contar con este batido para mantenerte lleno.

Esta es una sencilla receta de curry que se puede hacer en una hora aproximadamente. Se elabora con sólo un puñado de ingredientes, pero el resultado es una compleja mezcla de sabores picantes y fuertes. Puedes

Disfrute de esta comida tal cual o servida con un poco de arroz de coliflor.

MIÉRCOLES

Puedes preparar este sencillo desayuno la noche anterior para ahorrar tiempo. Será igual de bueno, si no mejor. Las semillas de chía combinadas con la cremosa leche de coco hacen un lote decadente. La capa de frambuesa y menta le proporcionará su dosis diaria de vitamina C y potentes antioxidantes para ayudarle a repostar durante todo el día.

Tanto si trabajas en casa como fuera, esta ensalada de falafel keto satisfará tus antojos de mediodía. Ten en cuenta que se necesita al menos media hora y muchos pasos para preparar esta comida. Se recomienda preparar los ingredientes individuales la noche anterior para ahorrar tiempo. Las ensaladas de falafel son ricas en fibra y proteínas, lo que reducirá el hambre en la cena.

A mitad de semana, la mayoría de nosotros estamos demasiado cansados para preparar cenas elaboradas. Ahí es donde entran en juego comidas como este sencillo hachís
para salvar el día. Necesitará 30 minutos y 7 ingredientes para preparar esta deliciosa comida. Siéntase libre de tomar dos porciones ya que sólo hay 123 calorías en una

porción de esta coliflor. Si quieres aumentar aún más el número de calorías, añade un poco de crema agria.

JUEVES

Desayuno: Keto Bagel

Para un desayuno rápido y ágil, prepare estos panecillos con antelación y guárdelos en la nevera o en el congelador. Cada panecillo tiene casi 130 calorías y 7 g de proteínas. Utilízalos para hacer un sándwich keto con ingredientes como jamón, queso cheddar, aguacate en rodajas y huevos revueltos. También se puede comer con una crema de mantequilla o aguacate y servir con su batido favorito o yogur griego.

Almuerzo: Rollos Italianos Keto

Estos rollups, un cómodo favorito para el almuerzo, se preparan en cuestión de minutos y tienen todos sus ingredientes favoritos. Los embutidos italianos combinados con queso crema y un poco de chile son todo lo que necesitas para hacer la base de estos rollups. Disfrútelo solo para un aperitivo fácil y satisfactorio o con sus petardos favoritos.

Cena: Salteado de ternera y broccoli

Un sencillo salteado de ternera y brócoli al estilo chino es fácil de hacer cuando estás demasiado agotado para cocinar. Todo lo que necesitas es un un puñado de ingredientes sencillos, 30 minutos de su tiempo y una sartén profunda o un wok. Acompáñalo con un poco de arroz frito de coliflor para absorber la suculenta salsa y que te llene.

VIERNES

Desayuno: Mini tortillas al horno con champiñones

Otro gran desayuno con huevos son estas mini tortillas. Esta receta hace 9 frittatas, cada una de las cuales aporta casi 140 calorías, la mayoría procedentes de las grasas y las proteínas. Utilice hongos porcini para esta receta o incluso portobello si es lo que tiene.

Almuerzo: Batido de aguacate con lima

Otro gran batido para el almuerzo es este batido verde a base de aguacate. La leche de almendras sirve aquí de delicada base para acentuar los sabores de la piña y la lima. El resultado es una bebida batida satisfactoria que es a la vez refrescante y abundante. Aderezado con semillas de chía y aromatizado con un poco de estevia, este batido te mantendrá en el límite de los carbohidratos y saludable.

Cena: Plato de carne asada y queso

Puedes disponerlo como plato de aperitivo o disfrutarlo como cena. No se trata de cocinar, sino simplemente de cortar y arreglar el ingredientes aptos para ceto que conocemos y amamos. Con más de 400 calorías, 40g de grasa y 12g de proteína por porción, este plato es definitivamente satisfactorio, especialmente si lo comes con un poco de pan keto.

SÁBADO

Para que tu mañana de sábado sea especial, prueba esta saludable ensalada de aguacate rellena. Esta receta rinde 2 rebanadas, cada una de las cuales aporta 222 calorías. Repleto de ácidos grasos omega-3 antiinflamatorios procedentes del atún y de grasas monoinsaturadas saludables para el corazón procedentes del aguacate, este plato de aguacate es una forma saludable de empezar el día.

Para los amantes de los sabores tailandeses, esta es la comida perfecta para el almuerzo. Sabrosa carne de vacuno envuelta en hojas de col o lechuga romana y cubierta con perejil y menta, este plato seguro que le dejará con ganas de más. Esta receta rinde un total de 4 porciones, cada una con 370 calorías, 14g de grasa, 53g de proteína y sólo 2g de carbohidratos netos.

El ramen es la comida reconfortante por excelencia. Pero no es realmente keto-friendly a menos que utilices fideos bajos en carbohidratos como los utilizados en esta receta. El plato se hace con fideos milagrosos, que se hacen con glucomanano, un tipo de fibra procedente de la planta konjac. Además de los fideos bajos en carbohidratos, necesitarás carne picada, especias asiáticas y otras, y caldo de carne para hacer esta comida.

DOMINGO

Empieza este domingo con estos sándwiches llenos y sabrosos. Las galletas están hechas con masa de cabeza y algunas hierbas para darles más sabor. El relleno es una simple mezcla de huevos revueltos, bacon y rúcula. Puedes hacer la masa de galletas y congelarla o guardarla en la nevera. Servir con yogur, agua de limón o un batido ligero.

Una simple ensalada de pavo y verduras puede ser una opción saludable para el almuerzo. Esto incluye carne de pavo cocida y desmenuzada, que puedes obtener de las sobras de pavo o hacerla desde cero utilizando pechuga de pavo. Los berros, la rúcula, el gorgonzola, las almendras laminadas y el vinagre balsámico son sólo un par de ingredientes que combinan perfectamente en esta ensalada.

Y por último, termine su primera semana de ceto con un plato caliente de sopa de cebolla francesa - ¡se lo merece! Esta sopa de cebolla es reconfortante, sabrosa y está cargada de ingredientes aptos para la dieta como la mantequilla, el queso y los picatostes de harina de almendras. También tiene más de 500 calorías, 30g de materia grasa y 50g de proteínas.

Lightning Source UK Ltd.
Milton Keynes UK
UKHW021832040621
384966UK00002B/505